CONSIDÉRATIONS

SUR

LES MALADIES DES VOIES DIGESTIVES,

PAR G. LE BORGNE,

DOCTEUR EN MÉDECINE.

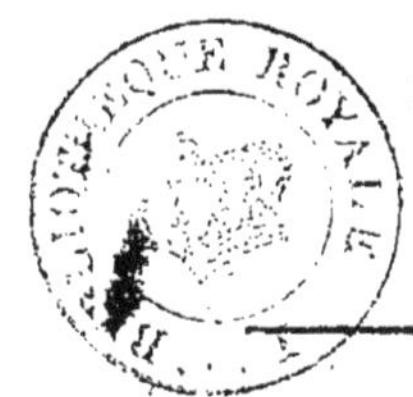

De nos jours, on ne reconnaît d'autre autorité que celle des faits.

Messieurs,

A défaut de faits d'un intérêt plus en rapport avec notre localité, je viens soumettre à votre jugement quelques observations auxquelles sont jointes des réflexions sur les maladies des voies digestives. Ces observations ont été recueillies pendant les deux années que j'ai exercé la médecine dans mon pays natal. Ces faits ne présentent rien de neuf; mais fallait-il, pour cela, les passer sous silence ? Il m'a semblé que le but de nos réunoins mensuelles étant tout médical, chacun des membres qui composent notre section de médecine, lui devait en quelque sorte le fruit de ses observations. Eh bien ! Messieurs, c'est dans cette intention que je viens vous lire ce travail.

On y mentionne souvent la doctrine physiologique, non pour jeter sur elle un blâme amer ; car elle a fait tout ce qui était en son pouvoir de faire : témoignons-lui notre reconnaissance, et ne lui demandons pas plus qu'elle ne peut donner. Traçons en lettres d'or les découvertes précieuses qu'elle a faites ; mais ne nous arrêtons pas; marchons toujours, la science ne doit pas en rester là. Voilà, Messieurs, les réflexions qui m'ont été suggérées en lisant les ouvrages de MM. Andral, Louis, Chomel, Magendie, Rochoux, etc., au mérite desquels je me plais à rendre la justice qui leur est due.

INTRODUCTION.

L'école physiologique avait une grande idée, sans doute, de vouloir coordoner tous les faits d'observation, et de vouloir les faire entrer dans un système très-simple. En cherchant à prouver que l'irritation est la cause première de toutes les altérations, c'était réellement simplifier la science. Je ne m'étonne plus alors, que cette doctrine, si séduisante par sa simplicité, si facile dans l'application thérapeutique, ait été embrassée avec tant d'ardeur par un grand nombre de médecins. Elle leur promettait beaucoup, mais malheureusement l'expérience, ce juge si sévère et si impartial, n'a point ratifié tous les succès que l'on disait obtenir. Je ne puis, ni ne veux citer tous les faits relatifs aux maladies des voies digestives que j'ai eu occasion d'observer. Pourquoi, par exemple, rapporter des cas de gastrite. Tous les médecins les admettent; tous les médecins les traitent par les mêmes moyens: les anti-phlogistiques.

Les observations que je mentionne ont pour but de prouver: 1.° que le traitement des maladies de l'estomac et des intestins doit être varié comme les causes qui les produisent; 2.° que ceux qui prétendent (et le nombre diminue chaque jour) que toutes les maladies de l'estomac doivent être traitées par les anti-phlogistiques, ne sont point d'accord avec les faits; et qu'enfin, l'on nuit à ce système en le généralisant trop dans ses applications, parce que dans ce cas, on en fait voir clairement les erreurs. Je chercherai donc à combattre les exclusifs, tel est mon but.

Les travaux de MM. Andral, Louis, Chomel, Velpeau, Magendie, Trousseau, Gaspard, Rochoux, etc., n'ont point confirmé toutes les conclusions de l'école physiologique. M. Barras aussi, en publiant ses observations sur les maladies nerveuses de l'estomac et des intestins, a contribué à restreindre le domaine de l'inflammation; et, il faut l'avouer, après les publications faites par ces différents auteurs, l'étoile de l'école physiologique a pâli. Ils ont produit des faits qui ont diminué l'importance que cette doctrine faisait jouer au phénomène de l'inflammation; en cela, ils ont bien mérité de la science; et, si je viens, Messieurs, vous entretenir du même sujet, c'est dans le but de fixer votre attention sur quelques observations que j'ai recueillies dans ma pratique, et que je soumets à votre jugement.

Mon mémoire est divisé en deux parties : dans la première, nos observations et nos réflexions sont relatives aux maladies de l'estomac ; les maladies des intestins font le sujet de la deuxième partie.

Section première.

En raison de son organisation, de l'importance et de

la nature de ses fonctions, l'estomac est le siége d'un assez grand nombre de maladies, qui toutes méritent au plus haut degré l'attention du médecin. De tous les temps on a fait jouer à l'estomac un rôle important; mais sans signaler la muqueuse de ce viscère comme le siége le plus ordinaire des altérations. L'auteur des phlegmasies chroniques, en démontrant cette vérité, a rendu de grands services à la science médicale. Il est hors de doute pour nous, que l'on traitait quelquefois comme maladie atonique de l'estomac, des gastrites que l'on exaspérait par un traitement excitant. Ce fait, une fois reconnu, je me demanderai si l'inflammation de cet organe est aussi fréquente qu'on l'a prétendu? Je me demanderai si l'on doit expliquer tout désordre fonctionnel de ce viscère par une irritation? Si nous interrogeons les faits, ils répondront non. En effet, la pratique démontre tous les jours qu'il serait peu rationnel de regarder toutes les maladies de l'estomac comme étant de nature inflammatoire. Lorsqu'un bon repas soulage la douleur vive que l'on éprouvait dans ce viscère, y a-t-il gastrite? Quand des opiacés enlèvent comme par enchantement des douleurs épigastriques; quand des vomitifs, des purgatifs, donnent au malade un appétit qu'il avait perdu; quand des toniques rétablissent des digestions pénibles et laborieuses, doit-on admettre que, dans ces cas, il y ait gastrite? Partager cette manière de voir, c'est, il me semble, être dans l'erreur.

Si l'on s'en rapporte aux observations d'un auteur dont le mérite est généralement reconnu (M. Louis), nous serons loin de penser que la gastrite soit une maladie commune.

Le délire, qu'on a signalé comme étant un symptôme qui manque rarement dans les gastrites intenses, n'a été mentionné qu'une fois sur cinquante-neuf observations qu'on peut lire dans le Traité de Toxicologie de M. Orfila; cependant, dit-il, dans tous ces cas, l'estomac avait supporté le contact des poisons les plus irritants, tels que l'arsenic, les acides sulfurique, nitrique et hydrochlorique. Je livre les considérations de M. Louis aux méditations des praticiens.

SECTION II.e

On a dit, et l'on dit encore, que l'état de la langue traduit l'état de l'estomac, et qu'une langue rouge à la pointe et sur les bords, était un signe de gastrite. MM. Andral et Louis n'admettent point cela, et avancent, en s'appuyant sur des faits : 1.° qu'aucun rapport constant ne saurait être établi entre l'état de la langue et celui de l'estomac. 2.° Que chacune des modifications que la langue peut offrir dans sa couleur et dans ses enduits, ne correspond pas à une modification spéciale de l'estomac. 3.° L'estomac peut présenter, après la mort, un état semblable, quelque dissemblable qu'ait été pendant la vie l'état de la langue. 4.° Avec un état naturel de la langue peut coïncider un état morbide de l'estomac, et avec un état naturel de celui-ci peut coïncider un état morbide de la langue; et qu'enfin, la sécheresse et la couleur noire de la langue n'indiquent pas une affection plus grave de l'estomac, que ne l'annonce toute autre modification de la langue.

Plusieurs auteurs ont cité des faits qui ont confirmé ceux-ci.

Je vais rapporter une expérience que j'ai faite, lorsque j'étudiais à Paris.

Voulant connaître l'influence de l'abstinence sur l'état de la langue, je résolus de me priver d'aliments pendant trente-six heures.

Après la quinzième heure, m'a langue était couverte d'un enduit muqueux; j'éprouvais un grand besoin de manger. La dix-huitième heure écoulée, ma langue commença à rougir à la pointe, l'épigastre était douloureux à la pression.

De l'eau sucrée que je buvais de temps en temps calmait un peu mon malaise. Après la vingt-quatrième heure, une soif assez vive se fit ressentir, ma langue était couverte d'un enduit muqueux au centre, et rouge à la pointe ; le pouls, qui avait notablement baissé depuis le commencement de l'expérience, devint fréquent, dur ; la peau était le siége d'une chaleur incommode, les souffrances de l'estomac avaient augmenté ; la bouche était amère , j'avais un grand mal de tête. Enfin, à l'expiration des trente-six heures, les douleurs épigastriques étaient trop vives pour me permettre de continuer; la fièvre ainsi que la céphalalgie avaient augmenté ; la langue était rouge à la pointe et sur les bords. Un bouillon de bœuf et deux onces de vin que je pris , la fit revenir à son état naturel. Une heure après je mangeai un second potage, et dès ce moment la céphalalgie diminua sensiblement ; le pouls reprit son rhythme normal, et les douleurs d'estomac cessèrent. Cette expérience me fit faire les réflexions suivantes : la gastrite existait-elle réellement ? Non assurément, puisqu'en prenant de la nourriture et en buvant du vin, ma langue reprit son aspect naturel, et que les malaises , les douleurs que j'éprouvais sous l'influence de cette abstinence disparurent.

Où est donc cette prétendue gastrite que quelques médecins reconnaissent si souvent d'après les symptômes que je viens d'énumérer ?

Combien de diètes n'ont pas été prolongées ; combien de personnes n'ont pas été privées d'aliments, sous le prétexte que la langue était rouge, et que par conséquent l'inflammation de l'estomac existait encore.

Chez d'autres personnes, à la suite d'une abstinence prolongée , on remarque des accidents nerveux , et dans ce cas, plus on continue la diète , plus on augmente les désordres de l'innervation.

Dans la pratique de la médecine , il ne faut pas perdre de vue ces considérations qui sont du plus haut intérêt, et pour le malade et pour le médecin. Ainsi, il est hors de doute, qu'il y aura danger de mettre à une diète trop prolongée un individu convalescent, qui a besoin de recouvrer ses forces; la langue peut, dans ce cas, être blanche, devenir rouge à la pointe, sur les bords; cet état de la langue qui vous effraie, vous le produisez alors, par une diète trop sévère.

Chez les enfants, une alimentation insuffisante, un lait sereux, peuvent être la cause de symptômes gastriques; et parce que vous verrez dans ce cas les enfants avoir des vomissements, croyez-vous qu'il faille les traiter par les anti-phlogistiques ou par une diminution d'aliments? Donnez-leur de meilleur lait, donnez-leur une autre alimentation, vous verrez les vomissements cesser, ainsi que les diarrhées.

Il est évident aussi, qu'une nourriture trop succulente, donne lieu aux mêmes symptômes; ainsi, par exemple, au sévrage, lorsqu'on fait prendre aux enfants avec peu de ménagements des bouillons trop riches en principes nutritifs, des viandes, etc.; on voit alors fréquemment survenir des dérangements dans les fonctions de l'estomac. Il faut admettre, dans ce dernier cas, une phlogose de cet organe; les anti-phlogistiques ici seront employés avec avantage.

Lorsqu'un traitement débilitant a été franchement mis en usage pour combattre une gastrite, et quand on veut revenir à une alimentation plus substantielle, plus tonique, on voit, dans quelques cas, la fièvre survenir et des douleurs épigastriques se déclarer pendant la digestion. Doit-on continuer de nourrir le convalescent ou le mettre de nouveau à la diète? L'expérience fait voir, qu'en continuant quelques jours, tous les symptômes qui s'étaient montrés après les premières doses d'aliments plus toniques, disparaissent complètement: le vin, qui le premier jour lui brûlait l'estomac, ne lui occasionne actuellement qu'une agréable sensation. La théorie est d'accord avec l'expérience. En effet, on conçoit qu'un estomac qui a été privé pendant quelque temps d'aliments, a été de cette manière privé de son stimulant naturel : il sera désagréablement affecté, lorsque vous commencerez à nourrir le convalescent.

Il y a de l'analogie entre ce fait et celui-ci :

Un individu a été privé pendant quelque temps de l'influence solaire pour guérir son ophthalmie ; l'hypérémie n'existe plus, mais lorsqu'il verra la lumière, l'œil pourra de nouveau devenir rouge. Croyez-vous que l'indication consistera à priver encore cet organe de l'influence solaire ? L'expérience démontre, que, malgré que la conjonctive soit encore rouge, il ne faut pas moins laisser le malade sortir de son appartement, où régnait une nuit presque obscure : deux ou trois jours après, cette rougeur qui vous effrayait, disparaîtra.

SECTION III.e

En 1824, lorsque j'étudiais à Brest dans les hôpitaux de la marine, époque où le système de l'irritation était dans son apogée, époque où le doute médical sur cette doctrine eût été mal interprété, du moins dans le service où j'étais employé comme élève, je me rappelle avoir vu faire beaucoup d'ouvertures de cadavres, et toujours on trouvait inévitablement des signes de la gastrite, quand la membrane muqueuse de l'estomac était rouge.

Je partageais alors l'erreur de ceux qui faisaient les autopsies. Mais, plus avancé dans les études médicales, élève à l'École de Paris, j'ai suivi la clinique de professeurs qui s'efforçaient à nous prouver, que l'hypérémie de la membrane muqueuse gastrique, ne reconnaît pas toujours pour cause une inflammation ; qu'une gêne dans la circulation occasionnée par une maladie du cœur, des poumons, etc., peut colorer la muqueuse ; que cette rougeur se trouve aussi dans l'estomac de ceux qui ont succombé pendant la digestion ; et qu'enfin, cette hypérémie peut être un effet cadavérique, produit par la transsudation du sang.

Cette transsudation du sang sera plus prompte, lorsque la température sera élevée. C'est ce qui nous explique pourquoi lorsqu'on ouvre le cadavre d'un individu mort de maladie aiguë pendant les chaleurs de l'été, plus de vingt-quatre heures après son décès, on remarque des traces de rougeur dans le tube digestif. Ces détails doivent faire penser qu'il ne suffit donc pas de voir la muqueuse gastríte colorée, pour prononcer le mot inflammation.

SECTION IV.e

Je pense que le groupe de symptômes que l'on appelle depuis long-temps *embarras gastrique*, reconnaît pour cause une sécrétion surabondante des follicules muqueux qui se trouvent dans l'estomac. Selon les partisans de l'Ecole Physiologique, cette affection est une des formes de la gastrite. Ils n'admettent point qu'une sécrétion puisse augmenter, sans reconnaître pour cause une congestion sanguine, opérée dans l'organe sécréteur. Mais si, toutes les fois que l'on verra une sécrétion augmentée, on veut en déduire la nature inflammatoire de la maladie, on avancera, il me semble, un fait qui n'est point confirmé par l'observation. En effet, peut-on dire qu'il y a irritation de la glande lacrymale, quand des larmes sont versées, sous l'influence d'une cause morale? Penserez-vous qu'il y a irritation des glandes salivaires, quand vous verrez la bouche inondée par beaucoup de salive, à la vue d'un mets que vous désirez vivement? Quand vous verrez une sueur abondante survenir, direz-vous qu'il y a irritation de la peau? Depuis long-temps je n'admets point cette manière d'envisager toutes les hypercrinies, et j'ai consigné dans la thèse que j'ai soutenue devant la faculté de médecine de Paris, que sous l'influence d'un air humide et froid, les sécrétions sont augmentées, et qu'en particulier celles des membranes muqueuses sont notablement modifiées. Dans le chapitre troisième de ce travail, j'ai cherché à faire voir, 1.° que lorsqu'une sécrétion était augmentée, on ne devait pas toujours en tirer la conséquence qu'il existe une irritation;

2.° Qu'une inflammation a pu exister, elle a disparu; mais la sécrétion muqueuse persiste. Dans ce cas, c'est par des moyens opposés aux anti-phlogistiques, que vous la combattrez avec avantage;

3.° Que, dans quelques cas, il n'existe aucune trace d'affection morbide, si ce n'est la sécrétion muqueuse considérablement augmentée, proposition qui est prouvée par l'ouverture du cadavre d'individus, qui, ayant eu la diarrhée quelques semaines avant la mort, n'ont rien offert dans les voies digestives, si ce n'est la membrane muqueuse intestinale pâle, décolorée.

Si, en ayant égard au traitement, on veut en déduire la nature de l'embarras gastrique, on sera naturellement porté à admettre que, puisque cette maladie disparaît quelquefois sous l'influence des vomitifs, moyens qui ont été regardés comme exaspérant la gastrite, on sera autorisé à dire que cette affection ne reconnaît pas toujours pour cause une irritation. On ne peut se refuser à admettre cette conséquence, puisque tous les jours les médecins ont occasion de mettre en évidence cette vérité pratique. Il est aussi hors de doute que l'irritation est très-souvent la cause de la sécrétion muqueuse augmentée, et qu'alors, en faisant vomir, on n'attaque pas la cause, on n'agit que sur l'effet. Mais à côté des faits qui constatent cette vérité, on peut en placer plusieurs, qui détruiront cette proposition, quand on voudra la généraliser.

Les deux observations que je vais rapporter, feront ressortir deux cas, dans lesquels la guérison de l'un a été obtenue par les sangsues, le vomitif ayant échoué et même augmenté les accidents; et, dans l'autre, les symptômes ont été enlevés par deux grains d'émétique.

Le 25 août 1831, je fus appelé auprès du nommé Le Bédeau : cet homme, cordonnier de son état, était âgé de trente ans. Doué d'un tempérament sanguin, d'une bonne constitution, il avait joui, jusqu'alors, d'une santé parfaite. Lorsque je le vis, il y avait trois jours qu'il était alité; mais il éprouvait depuis une semaine un malaise général et perte d'appétit. Les symptômes ayant augmenté, il se décida à appeler un médecin. Je le trouvai dans l'état suivant; céphalalgie intense; langue couverte d'un enduit muqueux; inappétence; constipation; pouls fréquent et dur; peau chaude; épigastre douloureux à la pression. J'ordonnai, pour le lendemain, du bouillon aux herbes; et le surlendemain, je lui fis administrer deux grains de tartre stibié dans trois verres d'eau tiède. Quelques minutes après le deuxième verre, des vomissements se déclarèrent: ils étaient de nature bilieuse. Il y eut aussi plusieurs selles ce jour-là. Les évacuations n'amendèrent pas la maladie; la région épigastrique devint douloureuse sans exercer la pression; la langue avait rougi; la soif était vive; la chaleur de la peau, la céphalalgie avaient augmenté; le pouls devint plus fréquent, plus dur. Je fis alors appliquer vingt sangsues sur la région épigastrique; et ordonnai de la limonade et la diète. Le lendemain de ce traitement, Le Bédeau était mieux, et quatre jours après, il se livrait à ses travaux ordinaires.

Voilà un cas, qui certes fait ressortir très-bien cette vérité: que le groupe de symptômes auquel on a donné le nom d'embarras gastrique, reconnaît quelquefois pour cause une irritation de la membrane muqueuse de l'estomac. Le traitement mis en usage primitivement, en exaspérant la maladie, me fit penser aux antiphlogistiques, qui ont réussi parfaitement.

L'école physiologique, en fixant l'attention des praticiens sur l'inflammation de l'estomac que l'on exaspérait souvent en la traitant pour un embarras gastrique, a donc rendu à la science des services incontestables; mais aussi, en rayant de la nosologie l'affection qui fait le sujet de ces réflexions et en condamnant, pour ne point se démentir, le traitement par les vomitifs, cette école a fait voir qu'elle exagérait, et que sa théorie n'était point d'accord avec les faits.

Le cas suivant et plusieurs autres que je pourrais citer, sont, il me semble, des preuves irrécusables.

Le 18 février 1832, je fus consulté par M. Lebarzic de Lannion. Ce malade, âgé de 40 ans, et jouissant ordinairement d'une bonne santé, me dit que depuis plusieurs jours il éprouvait de la céphalalgie, un malaise général, de l'inappétence et une grande lassitude dans les membres.

Qu'à ces symptômes qui avaient été en augmentant depuis le premier jour de son indisposition, il ne pouvait rapporter aucune cause appréciable pour lui. Le jour qu'il vint me consulter, le pouls était fort, fréquent; la peau était chaude; la langue couverte d'un enduit muqueux; la bouche était amère, il avait des nausées. La pression sur la région de l'estomac n'était pas douloureuse ; il y éprouvait seulement un sentiment de gonflement, de plénitude; il était constipé.

Y avait-il irritation de l'estomac comme dans l'observation précédente? Devais-je, par conséquent, employer le traitement antiplogistique? Chez ce malade, la pression sur l'épigastre n'était pas douloureuse. Cette considération, jointe à celle d'avoir observé des cas où le tartre stibié avait agi efficacement, en sollicitant des évacuations, me fit penser que je pouvais prescrire un vomitif. Après avoir fait prendre au malade du bouillon aux herbes, pendant un jour, je lui fis administrer deux grains de tartre stibié dans trois verres d'eau tiède. Quelques minutes après avoir bu le dernier verre, il vomit une grande quantité de matières muqueuses mêlées à un peu de bile ; il eut aussi plusieurs selles.

Le lendemain, lorsque je fus voir M. le Barzic, la céphalalgie avait disparu ; le pouls était descendu à 70 pulsations par minute ; la langue était humide, naturelle ; l'épigastre indolent ; le malade demandait à manger instamment. Je lui permis de prendre deux potages au gras et deux œufs à la coque. Le jour suivant, le mieux ayant continué, je lui accordai de manger selon son appétit. Depuis, il a joui d'une bonne santé.

Cette observation nous amène naturellement à demander si l'on doit proscrire les vomitifs ? Quand il est évident que l'on en retire quelquefois de grands avantages, il serait peu rationnel, il me semble, de ne point les administrer dans quelques cas.

Section V.e

La disparition subite d'une dartre est-elle la cause ou l'effet des maladies qui se développent alors? Dans un grand nombre de cas, c'est ce qu'il est fort difficile de déterminer; mais dans l'exemple que je vais citer, il est impossible de ne point admettre qu'il y a eu répercussion, puisque le malade n'avait jamais éprouvé à l'estomac aucun symptôme qui pût faire soupçonner que le viscère fût affecté. Je pense que l'irritation d'un organe en est la cause la plus fréquente; mais il faut noter les exceptions pour démontrer que si la théorie des répercussions réclame encore bon nombre d'éclaircissements, il suffit qu'on cite plusieurs cas, pour ne point nier que la disparition d'une affection cutanée puisse être la cause de maladies.

Le 9 février 1832, je fus consulté par un habitant de la campagne, pour des douleurs qu'il éprouvait à la région épigastrique. Il n'avait jamais eu de vomissements; ressentait de la chaleur, de la pesanteur dans l'estomac; la pression sur cet organe était douloureuse; le teint était naturel; la langue humide; le pouls notablement accéléré; la peau chaude; la soif assez vive. En l'interrogeant sur le commémoratif, il m'apprit qu'avant d'éprouver les douleurs épigastriques, il avait une dartre qui occupait toute la face dorsale de la main gauche; que s'étant adressé à un de ces charlatans qui parcourent les campagnes, il vit après huit ou dix lotions faites avec une eau dont il ignorait le nom; il vit, dis-je, sa dartre disparaître. Deux jours après sa guérison (22 janvier), il éprouva des douleurs à l'estomac, qui augmentèrent chaque jour.

Je pensai, d'après cet exposé, que cette affection pouvait bien être occasionnée par la disparition de la dartre, et que cette circonstance rendait compte des accidents survenus. L'indication ici était de rappeler l'exanthème, ce que je fis en appliquant un vésicatoire sur le dos de la main. Vingt-quatre heures après son application, il fut enlevé; l'épiderme avait été soulevé, beaucoup de sérosité s'était écoulée; depuis plusieurs heures l'estomac n'était plus douloureux à la pression; le malade pouvait manger sans que la digestion fût pénible. Pour assurer sa guérison, je lui fis prendre des pilules ainsi formulées:

Sulfure de potasse gr. xv. Savon médicinal 1 gros. Baume du Pérou q. s. pour 30 pilules; le malade en prenait une toutes les deux heures. Une pommade composée de carbonate de potasse 1 once. Soufre sublime 2 onces. Axonge 4 onces, fut prescrite pour être mise à la dose de deux gros par jour sur la dartre, qui depuis l'application du vésicatoire était revenue sur le dos de la main. Je lui conseillai aussi un exutoire au bras gauche. Six semaines après, la main se trouva entièrement débarrassée de l'affection qui existait depuis quatre mois, et qui s'était développée sans cause appréciée par le malade.

SECTION VI.e

Il me semble que, pour apprécier la nature d'une maladie quelconque, le commémoratif est d'une grande valeur; la vie antérieure du malade est souvent, pour le médecin un miroir, dans lequel se reflèchit la nature de l'affection qu'il est appelé à traiter. C'est surtout dans les maladies des voies digestives que cette application est d'un grand secours. Citons quelques exemples: un individu vit très-sobrement, il ne boit que de l'eau, ne mange que des légumes; ses digestions cependant deviennent difficiles, laborieuses; il vient réclamer vos conseils, songerez-vous à la gastrite? L'alimentation peu stimulante que prenait le malade ne vous détournera-t-elle point de cette pensée? Est-ce que vous pouvez supposer que les végétaux qui servaient de nourriture exclusive à celui qui vous consulte, avaient enflammé la muqueuse digestive? Cette affection ne serait-elle pas plutôt due à un état opposé de l'estomac, l'atonie? Et si, par une alimentation tonique, par l'usage modéré des amers, je parviens à le rendre à la santé, ne serais-je pas en droit de dire: il n'y avait pas d'irritation à l'estomac.

Si c'est une femme d'une constitution délicate, d'une grande irritabilité, ayant une imagination vive et exaltée, qui vient vous consulter, et qu'elle vous fasse connaître qu'à la suite de chagrins vifs, elle a éprouvé des douleurs dans la région épigastrique, ce commémoratif ne sera-t-il pas pour vous presqu'un indice de la nature nerveuse de cette maladie? Prendrez-vous cette affection pour une inflammation de l'estomac? Non sans doute. L'indication ne consistera pas plus à tirer du sang, qu'à donner des toniques; il faudra modifier le système nerveux; il faudra chercher à détruire la cause, ou du moins à l'atténuer par l'emploi des médicaments qui jouissent de la propriété calmante. Aussi pensons-nous qu'il serait peu physiologique de rapporter dans ces temps modernes à la dichotomie brownienne, toutes les causes de maladies. Qu'une hystérique, par exemple, aime à flairer une odeur fétide; est-ce qu'il y a pour cela irritation de la membrane muqueuse pituitaire? Y a-t-il atonie? Qu'une personne mange avec délice de la craie, du charbon, etc., en tirerons-nous la conséquence qu'il y a gastrite? Qu'une autre, vomisse en voiture, dira-t-on qu'il y a inflammation ou asthénie de l'estomac? Non assurément. Ainsi donc, celui qui pense que l'excès de stimulation est toujours la cause des maladies; celui-là était en 1822 en avant de la science, et en 1834 se trouve inévitablement en arrière. Il faut admettre autre chose que sthénie et asthénie, les névroses ne doivent pas être effacées de la science. Je ne partage donc pas l'opinion de ceux qui, par des vues systématiques et non fondées sur une saine observation, se sont efforcés de les rayer du cadre nosologique.

Tout dérangement de fonctions suppose une lésion quelconque; mais cette dernière n'est pas toujours appréciable: quelquefois aussi elle a son siége loin du point où existent les désordres fonctionnels; ainsi, quand un individu aura présenté pendant la vie des symptômes gastriques, peut-être que l'estomac à l'ouverture du cadavre n'offrira aucune altération appréciable; le siége de la maladie n'existerait-il pas dans les nerfs de cet organe, dans le cerveau ou dans un autre viscère; dire qu'il y avait inflammation de la membrane muqueuse, et que les traces aient disparu, c'est faire une hypothèse, c'est énoncer une explication qui ne peut satisfaire tout le monde.

SECTION VII.e

Pourvu abondamment de nerfs, qui lui sont fournis par le pneumo-gastrique et par le grand sympathique, au moyen du plexus solaire, l'estomac se trouve en rapport avec tous les organes; il reçoit d'eux une puissante influence; et, à son tour, il exerce une action qu'on ne peut nier; c'est surtout entre le cerveau et lui qu'existent intimement cette influence mutuelle.

J'admets des maladies nerveuses de l'estomac, c'est-à-dire des affections indépendantes primitivement de toute lésion organique ou inflammation de cet organe, pouvant avoir leur point de départ dans le cerveau et ayant leur siége dans les nerfs cérébraux ou ganglionnaires qui se distribuent à l'estomac; et quoiqu'à l'ouverture du cadavre on ne puisse découvrir d'altérations dans les nerfs, les désordres fonctionnels de l'organe gastrique, et la médication particulière qui les modifie si puissamment et l'aggravation de leurs symptômes dans presque tous les cas par le traitement antiphlogistique, sont, il me semble, des raisons assez convaincantes pour ne pas nier leur existence, et pour penser qu'ils doivent occuper une place distincte.

Quelques médecins émettent l'opinion, que toutes les affections de l'estomac qui étaient regardées autrefois comme des névroses, sont simplement des gastrites ; proposition aussi fausse qu'elle serait dangereuse dans son application pratique. Ces praticiens confondent peut-être ces deux affections, parce qu'ils ont vu quelquefois les adoucissants joints aux sédatifs, amender et guérir des maladies nerveuses ; cela prouverait seulement, comme le dit M. Barras, qu'il faut admettre que tantôt les névroses reconnaissent pour cause un état d'éréthisme, d'exaltation ; dans ce cas, les toniques et les stimulants diffusibles seront nuisibles ; tantôt un état d'atonie, tantôt enfin l'aberration, le désordre du système nerveux. Quelques gastralgies sont dans le premier cas ; la dyspepsie, l'anorexie, dans le second ; et enfin le pica, les vomissements nerveux sont dus au désordre de l'innervation. De là, autant de formes d'affections nerveuses gastriques et autant de méthodes de traitement à établir dans la pratique.

Je ne prétends point que cette division soit toujours l'expression exacte de l'observation des faits ; la nature ne s'assujettit pas ainsi, et on pense avec raison qu'il existe une foule de nuances imperceptibles et qu'il existera toujours des cas qui se joueront de nos théories.

Quoi qu'il en soit, l'observation apprend qu'il y a des affections nerveuses qui sont aggravées par les toniques ; et d'autres, au contraire, qui ne guérissent que par ces moyens. C'est faute d'avoir établi cette distinction que des médecins ayant réussi à guérir avec les antiphlogistiques quelques névroses, ont admis d'une manière trop générale, que ces affections devaient être traitées par cette médication. Je dois mentionner que M. le docteur Martinet a publié en 1824 un mémoire sur la névrite ou inflammation des nerfs. Dans son Manuel de clinique médicale, il en a décrit les caractères anatomiques de la manière suivante : « Rougeur plus ou

» moins considérable du tissu nerveux, avec injection
» des vaisseaux du névrilème ou du tissu cellulaire qui
» l'entoure; ecchymoses partielles; infiltrations séroso-
» sanguinolentes ou séroso-purulentes entre les fibres
» qui composent le nerf; pus concret disséminé entre
» ses filets, etc. »

M. le professeur Dugès a également publié en 1824 un travail sur le même sujet. Sans doute on ne peut contester à l'encéphalite, à la myélite et à la névrite leur nature inflammatoire, il faut se rendre à l'évidence; mais notons aussi que Desault, Cooper et d'autres observateurs non moins recommandables ont rapporté des cas de névralgies chroniques qui n'ont offert à la dissection la plus minutieuse aucune altération appréciable.

Notons aussi que Pinel, MM. Barras, Louyer-Villermay, le professeur Roux et autres, ont publié des observations sur les maladies nerveuses, dans lesquelles l'autopsie n'avait rien fait découvrir de pathologique dans ce système. Quoi qu'il en soit, le traitement antiphlogistique échoue dans beaucoup de névroses, et même il augmente les accidents. Ainsi, je serai conduit à ne point appeler névrites toutes les affections nerveuses, d'autant plus que M. Martinet nous fait voir, lorsqu'il en énumère les signes diagnostiques qu'il les distingue des névroses; voici ces signes : « Douleur fixée sur un
» tronc ou un rameau nerveux, se bornant à la sensa-
» tion de déchirement, d'engourdissement ou d'élance-
» ment; n'offrant point cette variété de sensations qui
» appartiennent aux névralgies, *s'exaspérant toujours*
» *et à un haut dégré par la pression exercée sur le nerf*
» *enflammé;* étant le plus ordinairement continue, ou
» n'ayant que des rémissions peu marquées; s'accom-
» pagnant dans quelques cas d'une augmentation appré-
» ciable du volume du nerf. »

Ainsi donc, en ayant égard à l'observation clinique, on doit admettre des névroses, c'est-à-dire des affections caractérisées par la lésion du sentiment et du mouvement sans inflammation ni de lésion de structure appréciable. Il y a sans doute une altération quelconque dans les nerfs; mais nous ne pouvons pas la reconnaître. Ce n'est donc ni une inflammation, ni une altération organique qui a donné lieu aux symptômes observés pendant la vie, puisque l'investigation cadavérique ne nous fait rien apercevoir. Existe-t-il un fluide nerveux? joue-t-il un rôle dans ces affections? questions non encore résolues; si elles l'étaient affirmativement, ne pourrait-on pas leur rattacher une foule de phénomènes que nous admettons, parce que nous les voyons, mais que nous ne pouvons expliquer.

Enfin, je demanderai aux médecins qui ne veulent pas voir de différence entre la névrose gastrique d'avec la gastrite, je leur demanderai, dis-je, si des maladies peuvent être réputées identiques dans leur nature, lorsque leurs causes et leurs symptômes ne sont pas les mêmes, lorsque le traitement diffère, et que dans l'une on trouve des altérations constantes, après la mort; et que dans l'autre on ne remarque rien. Quand on a observé que, dans beaucoup de névroses gastriques, la pression exercée sur la région épigastrique, loin d'augmenter la douleur, la calme, et quelquefois la fait cesser entièrement; qu'elle est intermittente; que l'appétit est variable, quelquefois perverti; que les aliments les plus indigestes et d'une nature même nuisible ne causent pas de douleur, et que leur digestion est parfaite; que la main, placée sur la région épigastrique, perçoit des battements exagérés; qu'ils sont intermittents; non isochrones avec ceux du cœur; qu'il n'y a pas de fièvre; que les urines sont claires; que les émissions sanguines sont, non-seulement insuffisantes, mais encore qu'elles aggravent souvent la maladie; que l'abus des substances végétales, des boissons aqueuses et que l'atmosphère chargé d'électricité occasionnent souvent les affections nerveuses; quand on a observé que ces maladies apparaissent d'un manière brusque et immédiate; que le tempérament nerveux, irritable et délicat; que l'influence de l'imagination et notamment la crainte d'avoir une gastrite ; que toutes les affections morales et principalement les chagrins, la jalousie, les contrariétés ; que la vie sédentaire, les travaux du cabinet, les font naître souvent; alors, on ne doit point confondre les névroses gastriques avec l'inflammation de l'estomac.

Je sais que, dans quelques cas, les caractères ne sont pas aussi tranchés ; mais, dans toutes les maladies, il en est ainsi ; la nature se joue quelquefois des combinaisons théoriques ; c'est au médecin à vaincre les difficultés.

Je pourrais produire plusieurs observations qui sont pour moi des affections nerveuses de l'estomac, ayant égard aux causes, aux symptômes et au traitement mis en usage ; mais mon but n'étant pas d'accumuler des faits, ce qui m'entraînerait trop loin, je citerai seulement quelques cas.

M. **, étudiant en médecine à la faculté de Paris, âgé de 25 ans, doué d'un tempérament nervoso-sanguin, d'une bonne constitution, jouissait d'une santé parfaite. Ayant peu travaillé, et se trouvant dans la nécessité de passer son examen de bachelier ès-sciences, il avait loué une chambre près des barrières, pour éviter la visite de ses amis, et à l'effet de se livrer à un travail soutenu pendant plusieurs mois. Il ne quittait plus son appartement, travaillait toute la journée et une partie des nuits; mangeait peu, afin, disait-il, de ne point gêner le cerveau dans son exercice. Mais, au bout de deux mois, il vit ses digestions devenir difficiles, laborieuses. Rapportant sa maladie à une inflammation de l'estomac, il s'appliqua, à trois reprises différentes, quinze sangsues sur l'épigastre, diminua encore une grande partie de ses aliments, prit de la limonade, et cessa tout travail intellectuel ; mais cette médication n'eut aucun résultat avantageux, les symptômes, au contraire, augmentèrent.

Convaincu alors de l'insuffisance des moyens thérapeutiques qu'il avait employés, il me pria de lui donner quelques conseils. Lorsque je vis mon ami, il présentait les symptômes suivants : visage pâle ; pouls irrégulier, faible ; palpitations du cœur ; sommeil agité ; langue naturelle ; céphalalgie ; douleurs épigastriques intermittentes, n'augmentant pas par la pressoin. Pendant le travail de la digestion qui était devenue extrêmement laborieuse depuis l'application des sangsues, il avait l'habitude, dès le commencement de sa maladie, d'explorer sa langue et de palper son estomac ; enfin, son attention était continuellement portée sur cet organe. L'idée d'avoir une gastrite le dominait sans cesse, et absorbait toutes ses pensées ; il ne prenait qu'en tremblant quelques cuillerées de potage au lait, de l'eau de gomme et des pruneaux, dans la crainte d'exaspérer sa phlegmasie imaginaire. Il était constipé, et ne pouvait aller à la selle, sans prendre un lavement ; la susceptibilité nerveuse était extrême ; la tristesse, la morosité s'étaient emparées de lui.

Remontant à la cause de sa maladie, je lui fis connaître l'influence nuisible d'une vie sédentaire et occupée à des travaux intellectuels, remplaçant subitement des exercices actifs, tels que l'équitation, l'escrime, la danse, etc. ; l'influence fâcheuse d'une alimentation atonique, débilitante qu'il crut devoir mettre en usage pour mieux travailler, disait-il ; je lui exposai aussi qu'en voulant se soigner lui-même, il avait aggravé son état, en s'appliquant des sangsues et en diminuant encore le peu d'aliments qu'il prenait. Enfin, je l'engageai instamment à abandonner ses études pendant quelque temps ; à aller respirer l'air natal ; à prendre tous les jours, jusqu'à ce que ses digestions ne fussent plus pénibles, quatre petites cuillerées de sirop d'acétate de morphine, en mettant un intervalle de quatre heures entre chaque dose, et à augmenter progressivement jusqu'à huit cuillerées dans les vingt-quatre heures ; à faire un exercice modéré à cheval, en voiture ou à pied ; à user d'une alimentation plutôt animale que végétale ; à boire à ses repas de la bière ou mieux de l'eau de seltz coupée avec un huitième de vin de Bordeaux.

Quinze jours après son départ de Paris, j'appris qu'il se portait mieux, ses digestions se faisaient bien, et deux mois après lorsqu'il revint dans la capitale, il jouissait d'une très-bonne santé.

Cette maladie était, il me semble, de nature nerveuse. Occasionnée par de fortes contentions d'esprit, elle fut entretenue et même aggravée par les émissions sanguines qu'il avait mises en usage pour guérir sa prétendue gastrite.

Dans les maladies nerveuses de l'estomac occasionnées par des chagrins, des contrariétés, les symptômes peuvent être amendés et même enlevés par un traitement convenable; mais si les peines morales reparaissent, alors la maladie revient avec la même intensité.

Dans le mois de juin 1833, je fus appelé pour voir la femme **, fermière. Cette malade était âgée de 35 ans, d'une bonne constitution et avait une menstruation régulière. Le commémoratif m'apprit, qu'elle était d'une très-grande irritabilité nerveuse depuis la mort de son fils unique; que la veille de ma visite, à la suite de contrariétés éprouvées dans son ménage, elle fut prise de douleurs très-vives à la région épigastrique, que ces douleurs étaient tellement violentes, qu'il lui semblait que son estomac se déchirait; que son mal cessait un peu pour reparaître deux ou trois heures après. Lorsque je la vis, le pouls était naturel, la langue d'une couleur rosée, la douleur épigastrique supportable (il y avait une heure qu'elle venait d'avoir un accès), la pression ne l'augmentait pas; il n'y avait pas de fièvre.

Mes prescriptions consistèrent à ordonner la poudre suivante : oxide blanc de bismuth. . . gr. IV.

Magnésie en poudre . . . . } à à ij scrupules
Sucre . . . . }

Divisez, en quatre doses; en prendre une toutes les trois heures.

Je prescrivis aussi l'application d'un cataplasme laudanisé sur la région épigastrique, et une cuillerée à café toutes les demi-heures de la potion suivante :

Eau de fleurs d'oranger . . . . once ij
Eau de laitue . . . . *id.* j
Sirop de gomme. . . . . demi-once
Acétate de morphine . . . . . . demi-gr.

Le lendemain, les douleurs étaient moins violentes, il y avait évidemment du mieux. La malade prit ce jour-là du bouillon de poulet. Les deux jours suivants elle continua la potion et le cataplasme; les accès avaient perdu presque toute leur acuité, ce qui lui permit de manger du potage au lait et de la gelée de volaille. Enfin, le cinquième jour de sa maladie, elle n'éprouvait aucun symptôme, si ce n'est que les aliments qu'elle prenait, et qui consistaient en laitage et en légumes, lui faisaient éprouver dans l'estomac un sentiment de gêne et de pesanteur. Une cuillerée de sirop de quinquina que je lui fis prendre, une demi-heure avant chaque repas, lui rendit tout-à-fait la santé; elle continua ce dernier moyen pendant trois ou quatre jours. Mais une semaine après son rétablissement, les douleurs d'estomac, à la suite de nouvelles contrariétés, reparurent avec la même violence. A la veille de quitter mon pays natal, mes occupations ne me permettant pas de me rendre près d'elle, j'ordonnai par écrit les mêmes prescriptions. J'ai su depuis que la domestique, objet de sa jalousie et qui occasionnait ces scènes fâcheuses, ayant été renvoyée, la malade avait joui depuis ce moment d'une bonne santé.

Ne peut-on point penser que cette affection de l'estomac aurait entraîné l'état inflammatoire de cet organe, si la malade n'avait pas réclamé aussi vite les secours de la médecine? Si nous considérons ce qui se passe à l'extérieur du corps, nous serons naturellement conduits à admettre cette analogie. En effet, on voit quelquefois des fluxions à la joue, se manifester durant le cours d'une névralgie sous-orbitaire. Les premiers jours, la névralgie seule existe, et puis survient l'afflux des liquides. Ce sont souvent deux maladies différentes à traiter. Vous enlevez par les antiphlogistiques l'inflammation qui s'est développée secondairement; mais ces moyens échoueront souvent contre l'affection primitive, une autre médication deviendra nécessaire pour guérir la névralgie.

Pour distinguer la gastrite et ne point la confondre avec la gastralgie, il faut avoir présent à l'esprit que, dans l'inflammation de l'estomac, la douleur est obtuse; que la pression sur l'épigastre l'augmente; qu'en prenant la plus petite quantité d'aliments on l'augmente plus ou moins; que la digestion n'est jamais parfaite; qu'elle est souvent suivie de diarrhée; qu'elle se développe le plus ordinairement sous l'influence d'un excès d'alimentation, surtout lorsqu'elle est stimulante; que l'appétit est souvent nul, jamais dépravé; que la chaleur de la peau est augmentée; qu'il existe une soif plus ou moins vive; que le traitement antiphlogistique est celui qui réussit le mieux; et qu'enfin, par suite de la fâcheuse influence qu'elle exerce sur la nutrition, elle ne tarde pas à produire la fièvre hectique, le marasme et la mort; soit qu'elle conserve le même caractère jusqu'à la fin, soit qu'elle amène la destruction de l'estomac par un cancer, à la faveur d'une prédisposition spéciale.

Mais on pourra me dire, j'ai guéri des gastrites avec des toniques, et de même que vous voyez une ophtalmie guérir sous l'influence d'un collyre astringent, il faut admettre aussi, en jugeant par analogie, que, dans quelques circonstances, les inflammations internes et la gastrite en particulier peuvent être guéries par les mêmes moyens. Sans doute, mais ne les appelez donc plus inflammations, ces affections que vous guérissez par les toniques. Reconnaissez deux hypérémies, l'une active sthénique, l'autre passive asthénique; dites que, dans la première, les antiphlogistiques doivent être employés, et que dans la seconde on doit mettre en usage les toniques; votre théorie alors sera d'accord avec l'expérience. On reconnaît cette hypérémie asthénique, lorsque, dans les fièvres graves, l'on couvre de poudre de quinquina les rougeurs, les vésicatoires, les excoriations, les plaies qui ont quelqu'apparence de prendre une teinte grisâtre.

Lorsqu'une ophthalmie qui a résisté aux émollients, cède à l'application d'irritants : comment ont agi ces irritants, se demande M. le professeur Andral? « Ils » ont stimulé les parois affaiblies et relâchées des vais- » seaux de la conjonctive; ils leur ont rendu leur élas- » ticité normale; les vaisseaux ont pu dès lors chasser » le sang, aussi facilement qu'ils le recevaient, et la » rougeur a disparu. Ainsi donc, lorsqu'on veut opposer » à une congestion une médication stimulante, la ques- » tion n'est point de savoir si cette congestion » est aiguë ou chronique, mais si elle est sthénique » ou asthénique, il importe peu que le sang afflue vers » le point congestionné, depuis un jour ou plusieurs » mois : si l'irritation l'y appelle, l'application de tout » stimulant sera nuisible; si la congestion ne persiste » que parce que les vaisseaux se laissent passivement » distendre par le sang, les stimulants seront utiles, » en rendant aux vaisseaux leur force de réaction. »

En jugeant, par analogie, nous pensons que, dans le tube digestif, il doit exister quelquefois des hypérémies asthéniques, qui sont consécutives à des hypérémies actives; et c'est alors que l'on emploie avec avantage le traitement tonique, qui fait cesser l'engorgement des vaisseaux sanguins de l'estomac, en stimulant leurs parois affaiblies et relâchées. En appliquant ces considérations au traitement de la gastrite chronique, sur lequel les médecins sont loin d'être d'accord, nous dirons: lorsque, pour combattre l'état aigu, les antiphlogistiques n'ont pas enlevé la maladie, et que les sujets que vous traitez sont affaiblis, soit par la maladie, soit par l'âge, alors les toniques sont indiqués. Les antiphlogistiques, au contraire, seront particulièrement utiles, lorsque la gastrite chronique n'est en quelque sorte qu'une inflammation aiguë prolongée par un traitement insuffisant ou par des écarts continuels de régime.

A ceux qui prétendent que les affections nerveuses de l'estomac ne sont que des gastrites chroniques, je répondrai : il est indifférent, pour la guérison de la maladie, de confondre deux affections que vous traitez par les mêmes moyens; le but du médecin étant de guérir, quand il aura rempli sa mission, il ne disputera pas sur les mots. Mais en admettant que les gastrites chroniques et les affections nerveuses de l'estomac soient traitées quelquefois avec avantage par les mêmes moyens; l'autopsie doit cependant établir de grandes différences, car, dans la première, on trouve des altérations, et dans la seconde rien d'appréciable. Alors on a dû être conduit à dire qu'il y avait des maladies de l'estomac qui, ne reconnaissant pas pour cause une lésion appréciable après la mort, devaient naturellement être classées dans un ordre particulier, distinct, que l'on a appelé névroses.

Cette classification, était il me semble, rationnelle, puisqu'elle était basée sur les symptômes et les autopsies. D'ailleurs, si nous remontons aux causes, nous verrons que les deux affections doivent être inévitablement distinctes. En effet, les soutiens de la doctrine physiologique vous disent en parlant de l'inflammation chronique de l'estomac: « Elle attaque surtout les individus depuis » l'âge de 20 ans à peu près jusqu'à celui de 50 ans, » sans doute parce que c'est dans cette belle portion de » la vie que l'on abuse le plus des stimulants.

» Les plus fréquentes, les plus efficaces de toutes les » causes de la gastrite chronique, sont les excès de » table, l'usage habituel des aliments de haut goût, des » mets épicés, des liqueurs spiritueuses surtout à » jeûn, etc. »

Ces causes sont toutes stimulantes et disposent nécessairement à l'inflammation de l'estomac ; eh bien, en les comparant avec celles qui produisent le plus généralement les névroses gastriques, nous serons autorisés à ne pas les confondre.

La vie sédentaire, les travaux intellectuels, les affections morales, le défaut d'alimentation, l'abus des substances végétales, des boissons aqueuses, l'onanisme, l'état de grossesse, etc., ces causes, qui sont regardées, à juste titre, comme produisant ces affections, doivent établir une ligne de démarcation bien évidente. Enfin, en ayant égard à la nature différente des causes que je viens d'énumérer, à qui persuadera-t-on qu'elles agissent de la même manière sur l'estomac; à qui persuadera-t-on que les boissons aqueuses, par exemple, impressionneront ce viscère de la même manière que les liqueurs spiritueuses. L'usage inconsidéré des boissons aqueuses peut certes affecter désagréablement l'estomac; mais la sensation incommode que ressentira l'individu, ne sera pas occasionnée par une inflammation de la membrane muqueuse. A cette considération, ne peut-on pas joindre celle-ci? Si les névroses étaient essentiellement de nature inflammatoire, comment expliquer que les hémorrhagies, que l'abus des émissions sanguines qui les font naître quelquefois, comment comprendre, dis-je, que ces moyens seraient le remède à mettre en usage pour guérir les névroses gastriques.

SECTION VIII.e

La dyspepsie (lenteur, difficulté, état pénible des digestions) est un symptôme que l'on rencontre dans une foule d'affections différentes.

Il est inutile de démontrer ici que la dyspepsie reconnaît très-souvent pour cause une gastrite; M. Broussais l'a suffisamment prouvé, et personne n'osera élever la voix contre cette vérité. En employant le traitement antiphlogistique, il est évident que l'on rend, dans quelques cas, les digestions plus faciles. Je pourrais fournir plusieurs exemples à l'appui de ce que j'avance; pourquoi insister sur des cas qui ne sont contestés par personne. Mais, à côté des faits nombreux qui prouvent cette vérité, on en trouve quelques autres qui viennent confirmer l'opinion de ceux qui pensent que la dyspepsie est quelquefois occasionnée par une asthénie de l'estomac. En effet, quand le malade était placé dans des conditions débilitantes, et que le traitement tonique a ramené la santé, en rétablissant les digestions, on doit admettre alors une dyspepsie par atonie. On aura encore plus de confiance dans cette opinion, quand surtout on se rappellera que chez des individus qui, depuis long-temps, avaient de la difficulté à digérer, l'autopsie n'a rien fait découvrir dans l'estomac, si ce n'est sa membrane muqueuse décolorée.

C'est ici, il me semble, la place qui convient à l'observation suivante.

M.lle **, âgée de 26 ans, d'un tempérament lymphatique et d'une constitution faible, avait des digestions pénibles, depuis un an, lorsqu'elle me fit appeler. Elle éprouvait, une heure après le repas, de la pesanteur à l'épigastre, un sentiment de gonflement et de plénitude, ce qui l'obligeait à délacer son corset, pour respirer et digérer plus facilement. Le teint était d'un jaune pâle, la langue naturelle, la soif nulle; une leucorrhée assez abondante l'incommodait beaucoup.

Questionnée sur le commémoratif, elle m'apprit qu'elle s'était aperçue il y avait quinze mois, qu'elle rendait par la vulve, une matière blanchâtre ; que cet écoulement n'occasionnait aucune douleur; et que deux mois après, voyant ses digestions devenir pénibles, laborieuses, elle s'était décidée à consulter un médecin. Des injections émollientes, des demi-bains tièdes, un régime végétal et lacté lui furent ordonnés. Les symptômes augmentèrent. Les parents l'engagèrent à appeler un autre médecin, et c'est alors que je fus consulté. Connaissant la famille depuis long-temps, j'avais appris indirectement par un de ses parents, qu'il craignait beaucoup que sa parente ne se livrât à la masturbation. Muni de ce renseignement précieux, et considérant la leucorrhée comme occasionnée par un état atonique de la membrane muqueuse vaginale ; pensant que les digestions pénibles étaient un effet et de la masturbation et de la leucorrhée ; considérant de plus le mauvais résultat du traitement précédemment employé, je ne balançai pas à prescrire deux fois par jour des injections astringentes dans le vagin, (Une once de ratanhia pour deux livres d'eau, et réduire à une livre) ; des demi-bains froids; une alimentation tonique ; de boire pendant ses repas de l'eau minérale ferrugineuse, coupée avec un huitième de vin de Bordeaux; le séjour à la campagne.

L'estomac fut d'abord affecté assez désagréablement par ce changement de régime qui fut plus subit que je ne l'eusse désiré; les parents, dans leur entière confiance pour le régime tonique, donnaient à la malade plus de vin que j'en avais ordonné; mais après quatre ou cinq jours, mes prescriptions ayant été continuées, elle ressentit un mieux remarquable, *l'estomac ne lui brûlait plus :* expression dont elle se servait pour m'exprimer la chaleur qu'elle éprouvrait dans le viscère après les premières doses de vin. Encouragée par cet heureux essai, elle continua le traitement ordonné, qui amena dans sa santé au bout de trois semaines un heureux changement. Un mois après, à l'époque des chaleurs, elle prit des bains de mer ; le dernier moyen joint aux autres, précédemment énumérés, fit cesser l'écoulement leucorrhoïque, rétablit les digestions, modifia son tempérament et fortifia sa constitution.

Quand, sous l'influence de chagrins vifs, on éprouve des digestions pénibles, cette dyspepsie est alors occasionnée par une modification dans l'action nerveuse. Je ne prétends pas que si ces influences sont de longue durée il ne puisse naître une gastrite ; mais, dans les commencements, il n'y a pas d'inflammation : l'indication ne consistera donc pas plus à tirer du sang qu'à donner des toniques, il faudra modifier le système nerveux.

Une cause peu appréciée de dyspepsie est l'absence de dents; une mastication imparfaite a aussi une influence très-grande sur la digestion : dans ces deux cas, les aliments ne parvenant à l'estomac qu'incomplétement triturés, les fonctions de cet organe deviennent alors plus laborieuses. Je connais une dame qui se croyait atteinte d'une gastrite, parce que ses digestions étaient pénibles. Je lui donnai le conseil d'exercer une mastication plus parfaite ; elle n'avala plus ses aliments sans les mâcher convenablement ; depuis elle ne souffre plus en digérant.

SECTION IX.e

L'anorexie, ou perte d'appétit, est un symptôme que l'on remarque dans presque toutes les affections de l'estomac. On l'observe aussi dans les maladies aigües et chroniques qui n'ont pas leur siége dans ce viscère.

A la suite des affections de l'estomac, traitées par les anti-phlogistiques, j'ai remarqué que les amers agissaient d'une manière très-efficace. Aussi, est-ce pour moi un précepte de les employer, lorsque l'anorexie est le seul symptôme qui persiste.

Tout le monde sait que les femmes qui nourrissent leurs enfants trop long-temps, éprouvent souvent perte d'appétit. Ce n'est qu'en faisant cesser l'allaitement et en leur conseillant l'usage d'un tonique quelques instants avant les repas, que l'on parvient à rétablir l'appétit. Plusieurs causes peuvent encore la produire : une émotion vive, des travaux intellectuels, une faiblesse musculaire occasionnée par un exercice soutenu ; enfin, tout ce qui diminue la sensibilité de l'estomac peut la faire naître : ex : les boissons aqueuses tièdes, prises en grande quantité. La perte d'appétit n'est donc pas toujours liée à un état inflammatoire de l'estomac ; l'indication ne consistera donc pas toujours à employer le traitement anti-phlogistique, quand vous verrez l'anorexie.

SECTION X.e

Le pica est une affection nerveuse de l'estomac caractérisée par une perversion inexplicable du goût, qui fait désirer à la malade des substances inusitées : telles que la craie, des matières fécales, de la cendre, etc.; et chose singulière, ces substances n'incommodent presque jamais ceux qui les prennent. J'ai connu à Paris, une jeune fille de dix-sept ans, qui depuis deux ans introduisait tous les jours dans son estomac, cinq ou six onces de plâtre. Elle était d'une constitution délicate et portait des traces du vice scrophuleux.

La menstruation qui fut sollicitée par un régime tonique, par des soins hygiéniques convenables, tels que l'équitation, le séjour à la campagne, etc., fit disparaître chez elle ce goût pour le plâtre.

Il n'est pas rare de voir des femmes enceintes avoir des appétits bizarres.

SECTION XI.e

Des désordres fonctionnels identiques peuvent naître sous l'influence de causes différentes; le vomissement nous fournit un exemple de cette loi qu'il faut admettre en pathologie, si l'on veut se rendre compte de plusieurs phénomènes qui se passent continuellement sous nos yeux. En effet, le vomissement peut être occasionné par plusieurs causes: un trouble dans l'innervation; une inflammation de la membrane muqueuse de l'estomac; une inflammation de sa membrane musculaire, séreuse; les voyages sur mer, en voiture; l'étranglement interne de l'intestin, une syncope, la présence de calculs dans les uretères, une hernie étranglée, une affection cérébrale, la grossesse, la toux, etc., peuvent en être le point de départ. On doit le considérer le plus ordinairement comme un symptôme; mais quelquefois aussi il existe seul, il est indépendant de toute maladie organique, et constitue alors une névrose. Nous admettons donc un vomissement nerveux. Dans cette affection, on ne peut pas toujours reconnaître de cause appréciable; elle n'est jamais accompagnée de fièvre; la région épigastrique n'est pas ordinairement douloureuse au toucher, les selles sont rares, les urines limpides et incolores.

L'observation suivante me semble devoir être classée dans cette catégorie.

Le 3 mai 1831, je fus appelé par la femme **, de Lannion, pour voir son enfant, malade depuis plusieurs mois. La mère me dit que sa fille, âgée de 13 ans, était tourmentée depuis trois mois par des vomissements qui se déclaraient assez régulièrement trois heures après ses repas; et que, pour les faire cesser, on lui avait ordonné des sangsues à l'estomac, une diète sévère, des boissons froides et acidulées; que quarante sangsues avaient été appliquées dans l'espace de quinze jours, que les vomissements n'avaient point cessé, que ce traitement avait affaibli beaucoup la jeune malade; qu'un autre médecin avait été consulté. Celui-ci pensant qu'il existait une affection organique du pilore, n'avait pas donné d'espoir de guérison. C'est alors que les parents, effrayés de la situation désespérante de leur enfant, et croyant trouver dans un autre medecin une chance de plus pour la guérison de leur fille, me firent appeler. Lorsque je la vis, son visage était pâle, ses forces abattues; le pouls était faible, lent; l'estomac n'était le siége d'aucune douleur; l'appétit était bon; les vomissements consistaient dans une partie des aliments qu'elle avait pris à son dernier repas; les urines étaient limpides et incolores; les autres fonctions s'exécutaient bien, seulement la malade avait beaucoup maigri et était constipée.

La blancheur de la langue, le défaut absolu de fièvre; l'absence de toute douleur par la pression sur l'épigastre et la constipation habituelle, me firent penser qu'il n'existait pas d'inflammation à l'estomac; d'ailleurs, si la gastrite eût existé, elle aurait été amendée par le traitement antiphlogistique mis en usage avec persévérance. Pensant alors que les vomissements étaient nerveux et que l'indication qui se présentait dans ce cas, était de calmer les mouvements spasmodiques qui affectaient l'estomac, je lui fis prendre un quart d'heure avant chaque repas deux cuillerées de la potion de Rivière, ainsi formulée :

Acide tartarique. . . . . . gros j
Eau. . . . . once IV

Faites fondre, prenez une demi once de ce mélange, et versez au moment de l'administrer, dans partie égale de la mixture suivante :

Infusion de tilleul . . . . once iij
S : carbonate de potasse. scrupule ij
Sirop diacode. . . . . . . gros ij

Je conseillai en outre, un verre toutes les deux heures de la tisane suivante :

Sommités de menthe. . } à à gros ij
Feuilles de mélisse. . . }

Faites infuser dans

Eau bouillante . . . . livre ij

Passez et ajoutez

Sucre . . . . once ij

Un vésicatoire fut placé sur l'épigastre, et pendant les trois premiers pansements il fut saupoudré avec un 1/2 grain d'acétate de morphine; un lavement purgatif fut prescrit ; l'alimentation fut changée. Le laitage et les fécules dont l'expérience avait prouvé les mauvais effets furent défendus. Le premier jour, je ne lui permis de prendre que du bouillon de bœuf, les vomissements ne furent pas amendés. Le deuxième jour, un lavement purgatif fut encore ordonné; du poulet rôti qu'elle me demandait instamment lui fut permis; elle n'éprouva pas de vomissements, elle n'eut que des nausées. Le troisième elle en eut également, et le cinquième jour elle n'éprouva rien de particulier. La potion et la tisane furent encore continuées pendant quatre jours, et l'alimentation fut exclusivement animale ; pour boisson, elle prit de l'eau de Seltz, coupée avec un huitième de vin rouge. La malade reprit de la force, de la gaîté. J'ai habité la même ville pendant deux ans, et je n'ai point appris que les vomissements eussent reparu.

Il est probable que cette affection eût amené un état inflammatoire de l'estomac, si les parents n'avaient pas réclamé, pour leur enfant, les secours de la médecine ;

car on ne peut se refuser à croire que des vomissements purement nerveux dans le principe ne puissent faire naître une gastrite, en vertu de cette loi, que ce qui est d'abord névrose peut devenir inflammation. On a vu des palpitations du cœur de nature nerveuse donner lieu à des anévrismes de cet organe ; en cela, rien qui ne soit vraiment physiologique.

NANTES, IMPRIMERIE DE MELLINET.

CONSIDÉRATIONS

SUR

LES MALADIES

DES VOIES DIGESTIVES;

PAR M. G. LE BORGNE, D.-M.

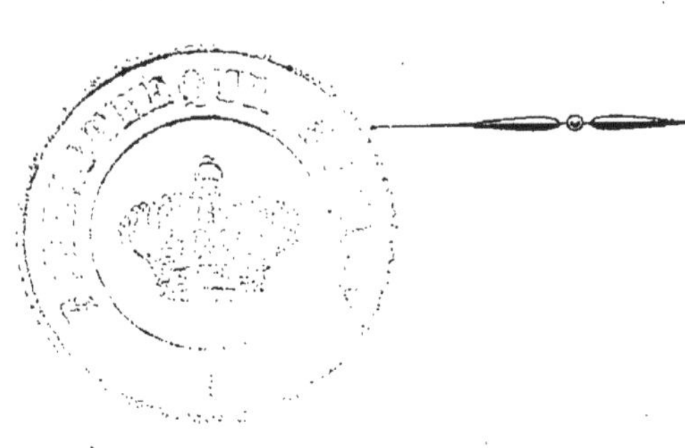

NANTES,

IMPRIMERIE DE MELLINET.

1836.

CONSIDÉRATIONS

SUR

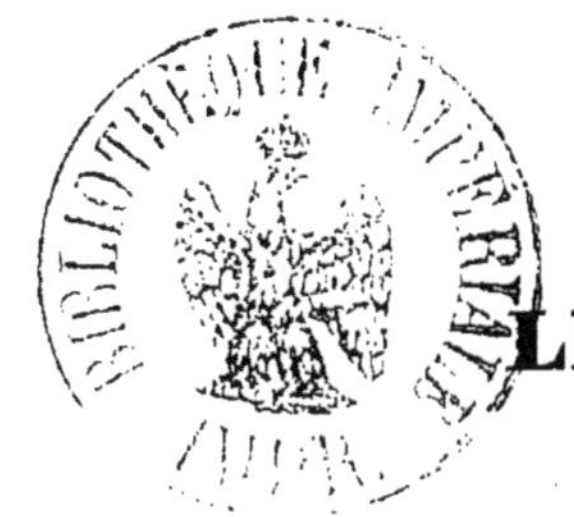

LES MALADIES DES VOIES DIGESTIVES;

PAR M. G. LE BORGNE, D.-M.

DEUXIÈME PARTIE.

> Dans quelques circonstances, les indications thérapeutiques doivent moins se tirer de la lésion locale qui donne son nom à la maladie, que des conditions dans lesquelles se trouve placé l'individu avant la manifestation de cette lésion. (ANDRAL.)

PREMIÈRE SECTION.

Conduit, dans cette deuxième partie de mon mémoire sur les maladies des voies digestives, à parler de *la gastro-entérite*, j'examinerai la question des fièvres *primitives, idiopathiques, essentielles*, admises par quelques observateurs, rejetées par d'autres.

Je me demanderai si *tout concourt à prouver qu'elles dépendent toujours de l'inflammation du conduit digestif, et si aucune ne peut exister indépendamment de cette lésion.*

On a cru trouver, dans les altérations organiques, la cause de toutes les affections fébriles; mais les recherches nombreuses publiées sur cet objet n'ont point porté la conviction dans tous les esprits; car, tandis que les uns voyaient dans ces lésions la cause de la maladie, les autres n'y ont reconnu que l'un de ses effets.

Dans l'état actuel de la science, on doit considérer l'altération du solide comme la cause la plus fréquente des fièvres ; mais on doit reconnaître aussi qu'elle n'est quelquefois que consécutive au trouble fébrile, et que c'est à tort que la doctrine dite *physiologique* a voulu nier cette vérité. Quel est le praticien, en effet, qui n'a pas remarqué un trouble général caractérisé par du malaise, de la céphalalgie, de l'accélération dans le pouls, etc., sans pouvoir localiser cette indisposition ? Dans ces cas, ou la santé revient, et pour phénomène critique il survient une éruption crouteuse aux lèvres, une hémorrhagie, une sueur abondante, de la diarrhée, etc., ou bien la fièvre continue, et l'on voit apparaître une amygdalite, un érysipèle, etc.

Quel est le praticien qui n'a pas observé du malaise, de l'accélération dans le pouls, de la céphalalgie, sous l'influence d'une cause morale, de l'air atmosphérique chargé d'électricité, etc.? Dans ces cas, y a-t-il une cause locale déterminant ces phénomènes? Nous ne le pensons pas. La fièvre précède toujours la rougeole, la scarlatine: quelquefois elle se montre seule. Avant que l'éruption variolique apparaisse, il y a aussi de la fièvre; mais je n'admettrai pas qu'elle soit déterminée par une affection locale. On a voulu l'expliquer, dans ces cas, par la gastrite, en faisant remarquer qu'il existait des vomissements; mais le vomissement n'est pas toujours un symptôme qui prouve l'inflammation de l'estomac.

Dans la fièvre, c'est-à-dire dans la réaction du cœur et des centres nerveux, il y a trouble général, et les fonctions de l'estomac sont dérangées comme celles du cerveau, des reins, des muscles, etc. On n'est pas, pour cela, autorisé à dire qu'il existe une inflammation de ces différents organes, et c'est ici le cas d'appliquer cette loi pathologique : *un trouble identique de fonctions n'annonce pas des maladies de nature semblable.*

Ainsi, par cela même que l'on verra dans une affection fébrile des organes qui ne rempliront pas leurs fonctions avec leur régularité habituelle, on ne doit pas toujours considérer la maladie comme reconnaissant pour cause une altération organique.

En démontrant que les fièvres qui, jusqu'alors, avaient été désignées sous le nom *d'essentielles*, *primitives*, reconnaissent quelquefois, pour point de départ, une lésion organique, les auteurs étaient d'accord avec l'observation; mais, lorsqu'ils ont voulu généraliser cette découverte importante, sont venues en grand nombre les preuves qui ont démontré qu'ils étaient dans l'erreur; car les faits ont prouvé : 1.° qu'il existe des fièvres idiopathiques, c'est-à-dire des maladies caractérisées par une marche aiguë et par un trouble général des fonctions indépendantes de toute affection locale primitive;

2.° Que la lésion du canal intestinal, quoique étant la cause la plus fréquente de ces fièvres, n'est pas la seule;

3.° Que le point de départ de ces affections est très-varié, qu'il peut être dans les voies digestives, aériennes, dans tous les organes, ou enfin dans le sang;

4.° Qu'il existe des fièvres ne laissant après la mort, dans les organes, aucune altération à laquelle on puisse attribuer les phénomènes qui ont eu lieu pendant la vie;

5.° Que les altérations organiques sont rarement en rapport avec les symptômes observés.

Nous ne partagerons donc pas l'opinion des médecins qui prétendent que toutes les fièvres sont occasionnées par une cause locale ; car nous ne pouvons considérer comme tel un état particulier du sang et qui doit, par conséquent, influer sur toute l'économie : ce serait envisager la médecine sous un point de vue peu physiologique.

Ainsi, dans *la fièvre inflammatoire primitive*, où tous les organes se trouvent dans un état d'excitation, la maladie reconnaît pour cause non une lésion, non une altération de texture ; mais seulement la surabondance de la partie fibrineuse du sang. Aussi pensons-nous que les anciens admettaient avec raison, dans le sang, *un état inflammatoire*, et qu'effacer de la nosologie cette pyrexie, c'est vouloir agir d'après les vues exclusives du solidisme ; c'est vouloir nier des faits qui ont été observés dans tous les temps, et que l'expérience de tous les jours vient encore rendre plus évidents. Supposons maintenant qu'un organe quelconque se trouve dans des conditions défavorables, prédisposé enfin, comme on le dit, alors je conçois que l'action fébrile agisse de préférence sur lui ; c'est ce qui arrive dans beaucoup de cas, et c'est ce qui peut justifier, comme le dit M. Dubois (d'Amiens), jusqu'à un certain point ces expressions aujourd'hui surannées de *fièvre pleurétique*, *de fièvre pneumonique*, etc., employées par les anciens. Un homme fait un excès de liqueurs alcooliques, et, dans la nuit, il est pris d'un violent accès de fièvre. Dépend-elle de ce que le sang, ayant reçu des principes irritants, porte au cœur cette influence, laquelle détermine tous les symptômes fébriles ? La physiologie pathologique ne semble pas contraire à cette hypothèse ; elle lui donne au contraire plus de force, lorsque l'on voit ce trouble général cesser sous l'influence d'une sueur abondante.

La fièvre inflammatoire se remarque aussi chez les femmes enceintes. L'usage des aliments très-nourrissants, le passage d'une vie active à une vie sédentaire, et la suppression d'hémorrhagies habituelles en sont des causes fréquentes.

Enfin, lorsqu'une femme a ses menstrues et qu'elles se suppriment, soit par l'effet du froid, soit par une cause morale, ne voyons-nous pas se développer un trouble général. Dans ce cas, la fièvre n'est-elle pas occasionnée par une trop grande quantité de sang? Il n'y a pas encore de lésion organique.

Ainsi donc la fièvre, c'est-à-dire la réaction générale, peut exister quelquefois avant que l'affection locale ait lieu. Sans nul doute qu'une lésion organique ne puisse, en supprimant les menstrues, donner lieu à une réaction symptomatique; mais ce que je veux dire, c'est que la fièvre inflammatoire *primitive, essentielle*, non symptomatique, enfin d'une lésion organique, peut survenir dans le cas de suppression menstruelle. L'indication, comme on le prévoit bien, consistera à rappeler l'écoulement.

DEUXIÈME SECTION.

Puisque l'analyse chimique a démontré que le sang contenait les éléments de la plupart des organes et d'un certain nombre de liquide de sécrétions, n'est-il pas physiologique de penser qu'il y aura réaction générale, fièvre enfin, lorsque le sang ne se débarrassera pas de ces principes? Cette découverte ne nous explique-t-elle pas plusieurs phénomènes de physiologie pathologique? Personne ne contestera, je pense, les conséquences que chacun est en droit d'en tirer. Ainsi, par exemple, qu'un malade présente les symptômes suivants : coloration jaune des téguments, coloration également jaunâtre des différents liquides excrétés, pouls fréquent, soif, chaleur à la peau, grande lassitude, anorexie, etc., dira-t-on que l'estomac est affecté? Affirmera-t-on qu'il y a *gastro-entérite*? Oui, je crois qu'une inflammation gastro intestinale peut faire naître, soit une sécrétion plus abondante de bile, soit un obstacle à son cours, reconnaissant alors pour cause la contraction de l'orifice du canal cholédoque dépendant de l'inflammation et du gonflement de la membrane muqueuse duodénale. Concevant très-bien que cette duodénite puisse donner lieu aux symptômes ci-dessus énumérés, j'admettrai que la fièvre bilieuse est, dans ce cas, symptomatique, et que le traitement doit être celui des inflammations ; mais il existe aussi des cas où, en sollicitant des évacuations, vous faites disparaître l'affection et rendez le malade à la santé.

L'observation suivante va nous fournir un exemple remarquable de la disparition des symptômes après l'emploi des évacuants.

M. de S..., directeur des contributions indirectes à Lannion, âgé de 40 ans, d'un tempérament bilieux, auquel j'avais donné mes soins dans le courant de juin 1831, pour une bronchite aiguë du poumon gauche, qui fut guérie sous l'influence du traitement anti-phlogistique, ne recouvrait pas cependant sa santé habituelle : le teint était ictérique, la bouche amère, l'appétit nul ; il avait de la céphalalgie, se plaignait d'avoir le corps brisé et était constipé. Je conseillai, pendant plusieurs jours, un régime végétal et de la limonade pour boisson. Le malade se trouvant dans le même état et ayant manifesté le désir d'être purgé, je lui ordonnai un éméto-cathartique, qui donna lieu à plusieurs évacuations. Le lendemain il se trouvait beaucoup mieux ; l'appétit était revenu, les selles étaient bilieuses, le teint naturel, la langue nette, etc. Le surlendemain, il pouvait se livrer à ses occupations.

Je pourrais citer plusieurs cas semblables guéris sous l'influence des mêmes moyens. Toutes les fois que les régions épigastrique, hépatique ou duodénale, étaient douloureuses à la pression, je n'osais donner les purgatifs ; j'appliquais des sangsues, et dans les cas seulement où les symptômes persistaient malgré le traitement antiphlogistique largement employé, j'ordonnais les évacuants, qui toujours, alors, réussissaient. En voyant les symptômes de la fièvre bilieuse joints à de la douleur, soit dans la région épigastrique, soit dans la région du foie, soit dans la région duodénale, je craignais l'inflammation, et le résultat, cependant, ne me prouvait pas toujours que j'avais eu raison d'y songer.

Que devient donc, en présence de ces faits, la théorie de ceux qui admettent comme prouvé que ces symptômes, constamment exaspérés par les purgatifs, doivent toujours être combattus par les émissions sanguines?

Dans l'observation que je viens d'exposer, peut-on préciser le siége et la nature de la maladie? Y avait-il duodénite? Y avait-il hépatite? Mais comment alors expliquer la guérison par un *éméto-cathartique*, moyen que la doctrine dite *physiologique* a proscrit comme donnant lieu à l'inflammation de la membrane muqueuse gastro intestinale?

Dirons-nous que la bile ne pouvant plus couler dans l'intestin, par suite de l'occlusion des conduits qui la charrient, avait été résorbée et avait donné lieu à l'ictère; mais nous ne ferions qu'une hypothèse.

Admettrons-nous avec les médecins anglais que le foie, quoique exempt d'altération, du moins appréciable par nos moyens actuels d'investigation, perde quelquefois la faculté de séparer du sang les matériaux de la bile, et qu'en irritant les intestins par les purgatifs, ils lui rendent cette faculté? Les travaux de MM. Andral et Louis donnent quelque valeur à cette opinion, puisque ces judicieux observateurs ont remarqué 1º que l'ictère n'est pas toujours lié à une obstruction des canaux biliaires;

2.º Que, dans plusieurs cas de jaunisse, on ne trouve aucune altération ni dans le foie, ni dans ses dépendances, ni dans les organes qui, par leur situation ou leur nature, peuvent exercer quelque influence sur l'appareil hépatique, bien que, cependant, toutes les maladies qui affectent le foie et ses annexes peuvent être accompagnées d'ictère;

3.º Qu'il existe quelquefois des jaunisses, bien que certainement la bile arrive dans le duodenum.

Les causes de l'ictère ne sont donc pas toujours mécaniques; l'obstruction des canaux hépatiques, lésion qui détermine d'une manière constante la jaunisse, n'est donc pas la seule cause qui la fasse naître; l'école physiologique, qui prétend que *l'ictère est toujours occasionné par un obstacle au cours de la bile*, n'est donc pas d'accord avec les faits. On n'est donc pas autorisé, quand on voit l'ictère, à diagnostiquer soit une hépatite, soit une duodénite, puisque la jaunisse est un phénomène qui se rattache à des causes diverses.

Cette loi : *Des symptômes identiques sont souvent occasionnés par des lésions différentes*, sur laquelle M. le professeur Andral a si bien fixé l'attention des praticiens, trouve encore ici son application. Le fait suivant, que nous avons observé à l'hôpital de la Charité, de Paris, servira aussi à prouver l'impuissance de la doctrine de ceux qui rapportent à l'inflammation du foie, soit à une gastro-entérite, les causes de l'ictère.

Un jeune homme âgé de 25 ans, journalier, passait tranquillement dans la rue, lorsqu'une masse tombe à ses pieds : c'était un malheureux qui faisait une chute du second étage. Cet événement fit sur lui une telle impression, qu'il faillit perdre connaissance. Bientôt, une coloration ictérique se manifesta aux sclérotiques, et s'étendit successivement au visage et au reste du corps. Aucune fonction néanmoins ne paraît troublée; l'hypocondre droit est souple et sans douleur. Quelques jours après, l'ictère disparaissait insensiblement.

Nous appellerons cet ictère *essentiel*, pour le distinguer des ictères symptomatiques qui reconnaissent des causes matérielles.

Lorsque nous voyons une grande quantité de bile être évacuée par haut et par bas, devons-nous dire qu'il y a *gastro-duodénite?*

Je ne nie pas que cette inflammation ne puisse donner lieu à ce symptôme; mais s'il existe des faits qui le prouvent, il y en a aussi qui font penser que cette superpurgation est occasionée par une augmentation d'activité dans la sécrétion biliaire; et comme il est prouvé pour moi que toute *hypercrinie* (1) ne reconnaît pas toujours pour cause une inflammation de l'organe sécréteur, j'admettrai qu'une émotion morale peut donner lieu à ces évacuations; et de même que nous voyons des larmes être versées en abondance sous l'influence d'une cause morale, le foie peut aussi sécréter une plus grande quantité de bile, sans que, pour cela, il soit enflammé. Je conçois même que, sous l'influence morale, la modification dans l'innervation du foie soit telle que cet organe ait perdu momentanément la propriété de séparer du sang les matériaux de la bile; de là, ictère.

Ne voyons-nous pas quelquefois les impressions morales augmenter, diminuer ou suspendre les sécrétions? Sous l'influence morale, la bouche n'est-elle pas quelquefois, ou sèche ou inondée de salive? Chez un individu en proie à un chagrin violent, les larmes ne coulent-elles point en abondance, et d'autres fois l'affligé ne se plaint-il pas de ne pouvoir les verser? Eh bien, en jugeant par analogie, nous serons conduits à dire que, dans le foie, ces influences nerveuses doivent apporter ces modifications : augmentation, diminution, suspension de la sécrétion biliaire.

Dirons-nous alors, avec l'école dite *physiologique*, que lorsqu'une affection morale occasionne l'ictère, ce phénomène résulte de la *contraction de l'orifice du canal cholédoque et du gonflement de la membrane muqueuse duodénale, dépendant de l'inflammation du duodenum?* Cela est possible; mais ce n'est toutefois qu'une hypothèse. On me dira, peut-être, vous n'opposez que des hypothèses à une autre hypothèse, d'accord; mais, de cette manière, je prouve du moins que la science n'est pas aussi avancée que quelques médecins ont voulu le faire croire; je prouve que le rôle que l'on voulait faire jouer

(1) *Hypercrinie*, augmentation de quantité de liquide sécrété. *Acrinie*, diminution de quantité ou l'absence de liquide sécrété. (ANDRAL.)

à l'*inflammation* n'est pas aussi grand qu'on l'avait proclamé.

TROISIÈME SECTION.

Les affections graves, décrites sous les noms de *fièvre muqueuse, putride et maligne, adynamique, ataxique, entéro-mésentérique, entéro-mésentérite-typhoïde, dothicutérie, fièvre et affection typhoïde,* doivent-elles être considérées comme les phlegmasies les plus intenses de la membrane muqueuse des voies digestives, et se trouvent-elles d'une nature semblable à celle des *gastro-entérites?*

La lésion intestinale constitue-t-elle toute la maladie, et la gravité des symptômes est-elle toujours en rapport avec les altérations?

Ces opinions ne sont pas d'accord avec les faits qui prouvent:

1.° Que le siége des fièvres graves peut être ailleurs que dans le tube digestif;

2.° Qu'à l'ouverture du cadavre, on ne trouve quelquefois aucune altération organique propre à les expliquer;

3.° Que les lésions ne sont pas toujours en rapport avec les symptômes observés pendant la vie;

4.° Qu'une fièvre dite *adynamique*, *ataxique*, *typhoïde*, est souvent le résultat d'un trouble d'action des centres nerveux, trouble quelquefois primitif, et pouvant exister sans lésion appréciable à l'ouverture du corps; mais le plus souvent consécutif, et se développant alors à l'occasion de la lésion d'un organe quelconque du tube digestif comme de tout autre.

Quelques médecins ont considéré l'affection typhoïde comme une inflammation intestinale au plus haut degré, et compliquée d'encéphalite. En comparant les causes, les symptômes, la marche et la durée de l'inflammation de l'intestin avec l'affection typhoïde, il est facile de voir qu'il existe une ligne de démarcation très-remarquable entre ces deux maladies. En effet, dans l'*entérite*, on peut apprécier les causes qui ont donné lieu à la maladie; on peut la développer à volonté.

Dans l'*affection typhoïde*, chez le plus grand nombre de malades, on ne peut préciser aucune circonstance à laquelle on peut rattacher le départ de la maladie.

Dans l'*entérite*, dévoiement, pas de météorisme, conservation des forces malgré des évacuations quelquefois excessives; pas de troubles de l'innervation.

Dans l'*affection typhoïde*, diarrhée très-souvent modérée; faiblesse extrême; météorisme, stupeur.

Dans l'*entérite*, absence de taches à la peau et de sudamina.

Dans la *fièvre typhoïde*, taches très-caractéristiques, sudamina.

Dans l'*entérite*, presque tout le désordre est borné à l'abdomen.

Dans l'*affection typhoïde*, hémorrhagies, surdité, congestion pulmonaire.

L'*entérite* peut se terminer en deux ou trois jours.

L'*affection typhoïde* se prolonge au moins quinze jours, souvent quarante, et plus; l'art est tout-à-fait impuissant pour l'arrêter dans sa marche.

Les lésions que l'on trouve le plus ordinairement dans l'intestin, lorsqu'un individu succombe à l'affection typhoïde, peuvent-elles rendre compte des accidents si nombreux et si graves de cette maladie?

On l'a soutenu; mais je ne puis l'admettre; car à l'hôpital de la Charité de Paris (service de M. Chomel), j'ai été trop souvent à même de voir le contraire, pour partager cette opinion. Dans la clinique du professeur que je viens de citer, nous avons observé plusieurs cas, dans lesquels, après la mort, on ne trouvait qu'un très-léger gonflement folliculaire. Comment alors concevoir une dépendance entre les symptômes et la lésion organique; et, en comparant la gravité des symptômes, leur marche rapide vers une terminaison funeste avec les altérations légères que l'on trouvait, était-on en droit de rapporter la mort à la tuméfaction légère de quelques plaques de Peyer? Il aurait fallu être doué d'une confiance bien aveugle dans l'anatomie pathologique, pour admettre que cette lésion eût été la cause des symptômes, et par suite de la mort.

Dans d'autres cas (très-rares il est vrai), on ne trouve aucune espèce de lésion des follicules ou de la membrane muqueuse intestinale.

Faut-il dire alors qu'il n'y a point de fièvres typhoïdes? M. Chomel pense le contraire, car il regarde l'éruption intestinale comme un effet et non comme la cause. C'est ainsi que le bubon, dans la peste, est regardé par lui comme un effet qui semble intimement lié à la cause morbide, qui de même que l'éruption intestinale manque quelquefois, sans que la peste en soit moins certaine.

En est-il de l'affection typhoïde comme de la variole, de la rougeole et de la scarlatine, que la plupart des auteurs qui ont observé, décrit des épidémies de ces exanthêmes fébriles, ont signalé l'existence d'un certain nombre de ces affections qui avaient parcouru leur marche, sans qu'il se manifestât à la peau la plus légère trace d'éruption? Quelques faits sembleraient le prouver.

Nous sommes alors dans la nécessité de rechercher ailleurs que dans l'altération de l'intestin la cause des symptômes? Dans l'affection typhoïde comme dans plusieurs autres, l'altération du solide ne peut tout expliquer; et, puisqu'aucun rapport ne saurait être établi entre l'intensité des lésions organiques trouvées sur le cadavre et la gravité des symptômes, nous sommes forcés d'admettre qu'il existe une autre cause.

J'ai recueilli plusieurs observations sur la maladie qui fait le sujet de ces réflexions; mais je n'en rapporterai qu'une seule, qui est tout-à-fait complète, puisque j'ai pu me livrer à des investigations cadavériques.

Le 8 septembre 1831, je fus appelé dans la commune de Brélevénez, près de Lannion, pour voir un garçon de ferme, agé de 25 ans et malade depuis 12 jours. La personne qui lui servait de garde, m'apprit qu'à la suite de chagrins, joints à des fatigues continuelles pendant la récolte des grains, il avait éprouvé de la céphalalgie, du malaise et de l'inappétence; qu'ayant cependant continué à se livrer à ses travaux habituels, ces symptômes furent suivis d'une prostration générale, ce qui l'obligea de s'aliter; qu'il avait fait usage de petit-lait pour toute médication.

Je trouvai le malade dans l'état suivant: face empreinte d'une stupeur profonde; il articule à peine quelques mots, céphalalgie intense, langue couverte d'un enduit jaunâtre, peau chaude, pouls fréquent, ventre ballonné, tendu et douloureux à la pression vers la région iléo-cœcale; constipation. — Application de 20 sangsues sur le point douloureux, cataplasme, lavement simple, tisane d'orge, diète absolue.

Le 9 et le 10 septembre, mêmes symptômes. — Même médication.

Le 11 septembre, la stupeur et la prostration augmentent; épitaxis; pétéchies sur les parois thoraciques et abdominales; langue et gencives couvertes d'un enduit brunâtre; ventre météorisé, rêvasseries pendant la nuit; une escharre commence à se développer au niveau du sacrum. — 12 sangsues derrière les oreilles; vésicatoire aux mollets; cataplasme sinapisé aux pieds; laver l'escharre avec de l'eau chlorurée.

Le 12, même état; épitaxis; dévoiement. — Limonade gommée; lavement d'amidon.

Le 13, le dévoiement a cessé, et le malade n'a plus de céphalalgie; la peau est sèche; le pouls faible; la stupeur profonde; l'assoupissement presque continu; les pétéchies sont d'une couleur brune, et à la place de chaque piqûre de sangsue existe une ulcération à la peau. — Solution de sirop de gomme avec 40 grains de chlorure de chaux; potion tonique avec sirop de quinquina une once; lavement de quinquina camphré.

Le 14, face plus altérée; dévoiement; escharre survenue au talon; celle du sacrum fait des progrès.

Le 15, adynamie complète; disparition des pétéchies.

Le soir, agonie. Le 16, mort à 3 heures du matin.

Ouverture du cadavre, faite 23 heures après la mort.

Température de l'atmosphère, 18° centigrade. Elévation du mercure dans le tube barométrique, 28 pouces.

Large escharre au sacrum. Au fond de la plaie on voyait un détritus noir, d'où s'exhalait une odeur infecte. Escharre au talon.

Crâne. Substance cérébrale sablée de points rouges, d'une consistance et d'une texture normales; un peu de sérosité dans les ventricules.

Poitrine. Les poumons étaient engoués à leur partie postérieure, leur tissu rouge et ramolli.

L'intérieur du cœur était légèrement rougeâtre, les cavités gauches étaient entièrement libres, et les cavités droites remplies d'un sang verdâtre, liquide.

Abdomen. L'estomac renfermait trois à quatre onces d'un liquide verdâtre; la membrane muqueuse était soulevée dans quelques points par des ecchymoses. Du reste, elle avait sa coloration et sa consistance naturelles.

Intestins. La membrane muqueuse était saine; au-dessus de la valvule iléo-cœcale existaient quatre ulcérations au centre des plaques de Peyer.

Vers le tiers inférieur du cœcum, il y avait une petite ulcération; plusieurs entozoaires existaient dans l'intestin grêle.

Les *ganglions mésentériques* étaient à peine tuméfiés.

La *rate* avait un volume à peu près double de celui qu'elle présente ordinairement; elle était ramollie et remplie d'un liquide couleur de lie de vin.

Admettrons-nous que chez ce malade, qui succomba dans un état ataxo-adynamique, l'innervation, épuisée par les grandes fatigues du mois de juillet et d'août, fut la cause des premiers symptômes?

Dirons-nous que les émissions sanguines furent non-seulement infructueuses, mais encore directement nuisibles, puisqu'elles augmentèrent la stupeur, l'adynamie, et qu'elles favorisèrent le développement des escharres gangreneuses ? Que ceux qui rejeteraient cette dernière opinion me disent pourquoi, lorsqu'une rougeur se montre en un point quelconque de la peau, elle vient à disparaître chez un homme dont les forces sont en bon état, et pourquoi au contraire, cette rougeur passe facilement à l'état d'ulcération, de gangrène, chez un individu placé dans des conditions adynamiques ?

Aucune altération de l'encéphale n'expliqua les rêvasseries, la stupeur, la surdité et les autres phénomènes nerveux.

Devais-je penser que, par cela même que je voyais de la stupeur dans cette maladie, les saignées étaient indubitablement indiquées ? Mais le fait sur lequel je m'appuierais, savoir : l'état du cerveau qui sur le cadavre était piqueté de sang, sablé ; ce fait ne prouve rien, puisqu'il résulte des recherches de M. Louis, que sur le cadavre des malades qui avaient été beaucoup saignés, cet état du cerveau était le même que celui des malades qui ne l'avaient pas été du tout. D'ailleurs n'a-t-on pas remarqué cet état du cerveau dans beaucoup de cas, où pendant la vie, aucun désordre nerveux n'avait été observé ?

Le délire qui survient quelquefois dans l'affection typhoïde est pour quelques médecins le signe d'une inflammation ; mais, n'a-t-on pas remarqué qu'il redoublait souvent avec une violence nouvelle, après chaque émission sanguine. « Quoi, dit *Dance*, le délire continue » avec la même violence ; malgré les sangsues et les » saignées, le pouls s'accélère et se rapétisse de jour » en jour, la face est déjà froide, le malade est dans » la somnolence, agité depuis plusieurs jours par des » mouvements convulsifs, et l'on applique encore des » sangsues, et l'on pratique encore des saignées ! non ! » non ! ce délire, quel qu'il soit, n'est plus alors de » nature à céder à la soustraction du sang ; le système » nerveux a été frappé d'une atteinte autre que celle » qui résulte d'une simple congestion sanguine dans la

» masse cérébrale ; il semble que l'innervation s'est
» épuisée en agitations, en mouvements désordonnés,
» et que le délire et les convulsions augmentent avec la
» perte du sang, comme il arrive à la suite des hé-
» morrhagies abondantes. »

En admettant donc cette loi pathologique: *des symptômes identiques apparaissent très-souvent sous l'influence de causes différentes*, nous comprendrons facilement qu'un cerveau ensanguin ou congestionné peut traduire son état pathologique par les mêmes symptômes nerveux. Cette loi est importante ; car elle nous indique que les convulsions et le délire, par exemple, ne sont point des signes qui prouvent indubitablement qu'il existe une congestion cérébrale, puisqu'un état opposé de l'encéphale peut donner lieu aux mêmes phénomènes. Combien de fois aussi n'a-t-on pas remarqué, dans ces affections, du délire que l'on ne pouvait expliquer par une lésion apparente du cerveau ou de ses membranes ?

Les observations de MM. Andral et Louis ne les ont-ils pas conduits à admettre que, dans ces fièvres, l'état des centres nerveux, après la mort, ne saurait rendre compte des désordres qu'ils ont présentés pendant la vie ? A ceux qui objecteraient que, dans ces cas, les symptômes sont dus au résultat sympathique d'un état morbide de l'estomac, je leur répondrai que les faits prouvent que cet organe a été trouvé sain chez beaucoup de sujets qui, jusque dans les derniers temps de leur vie, avaient présenté les symptômes nerveux les plus graves et les plus variés.

La multiplicité des pétéchies, leur teinte de plus en plus brune, marquèrent aussi, chez ce malade, les progrès de l'adynamie. Dirons-nous alors que la présence des pétéchies se lie peut-être à l'existence d'un état morbide du sang ?

La tendance des plaies à passer à l'état de gangrène ne donne-t-elle pas quelque poids à cette hypothèse ? Si cette gangrène ne peut s'expliquer par l'intensité de l'irritation locale, ne devons-nous pas alors la chercher dans l'altération du sang ? L'analogie ne nous y conduit-elle pas ?

En effet, lorsqu'on introduit dans le sang certains poisons appelés *septiques*, nous voyons se développer une pareille disposition à la grangrène ; ce rapprochement n'est donc pas anti-physiologique.

Le fait suivant, que nous extrayons de la clinique médicale du professeur Andral donne quelque vraisemblance à la cause que nous mentionnons.

« Lorsqu'en injectant diverses substances putrides
» dans les veines d'un animal, on produit tous les
» symptômes qui caractérisent les fièvres graves de
» l'espèce humaine, il est des cas où l'on produit en
» même temps des lésions diverses de la membrane mu-
» queuse intestinale ; on y détermine en particulier
» tantôt divers degrés de tuméfaction de follicules,
» tantôt des ulcérations.

» D'autrefois, dans les mêmes expériences, des
» symptômes identiques apparaissent sans que l'on
» trouve dans l'intestin aucune trace de lésion.

» Dans ce dernier cas, les symptômes ne sauraient
» être attribués à une lésion des voies digestives, qui
» n'existe pas.

» Dans le premier, qui ne voit que la lésion in-
» testinale est encore un effet, et qu'elle ne s'est dé-
» veloppée que par suite de l'introduction des subs-
» tances délétères dans le torrent circulatoire.

» Les observations précédemment citées, ne nous
» permettent pas de douter que, dans l'espèce humaine,
» des symptômes tout-à-fait semblables à ceux qui coïn-
» cident avec la dothientérie ne puisse se développer
» sans elle et sans lésion aucune du tube digestif. »

Puisque les causes, les symptômes et la marche de l'affection typhoïde établissent une différence très-remarquable entre cette maladie et la *gastro-entérite*, dénomination que lui ont imposée quelques médecins, voyons maintenant si le traitement sera favorable à leur opinion, et si, à l'aide de la médication antiphlogistique, on obtient les mêmes succès qu'en combattant l'inflammation de la membrane muqueuse gastro-intestinale.

La question importante du traitement mérite qu'on s'y arrête et que nous lui accordions ici une place. Elle va nous fournir la preuve que le problème n'est pas encore résolu, puisque les médications les plus diverses ont obtenu et des succès et des revers.

De la Séance du 27 octobre 1835 de l'Académie Royale de Médecine, qui fut entièrement consacrée à des discussions sur le sujet qui nous occupe dans ce moment, extrayons, et énumérons le plus succinctement possible les résultats thérapeutiques obtenus par plusieurs praticiens.

M. Bouillaud, dans l'espace de quatre ans, sur 181 cas de fièvre typhoïde, a eu 158 guérisons et 28 morts; c'est-à-dire 1 décès sur 6 malades 1[2 environ. Il prescrit l'eau de Seltz, le musc, les chlorures; mais le fond de sa méthode, son caractère général, c'est d'être, comme il le dit, antiphlogistique.

M. Piedagnel, dans une lettre qu'il écrivait à l'Académie le 27 octobre 1835, disait que les résultats donnés par les purgatifs étaient au moins aussi satisfaisants que ceux de M. Bouillaud.

Mais, poussant plus loin cette comparaison, et pour des faits plus récents et non encore publiés, il montre que, sur plus de 60 cas traités à l'Hotel-Dieu par cette méthode, il n'y a eu que 2 morts, tandis que sur 47 cas traités en même temps à la Charité par M. Bouillaud, il y a eu 7 morts.

Dans ces derniers temps, disait M. Louis, dans cette séance de l'Académie, j'ai traité, soit à l'hôpital, soit en ville, 104 fièvres typhoïdes. J'ai suivi pour toutes une méthode uniforme, savoir: dans les dix premiers jours, deux saignées plus ou moins fortes suivant les sujets; pour boisson, une infusion de gomme avec une bouteille d'eau de Seltz, et je n'ai perdu que 12 malades.

En 1824, dans une épidémie de fièvres typhoïdes qui éclata à Naples, l'expérience apprit aux médecins d'Italie que la méthode évacuante était le moyen le plus efficace pour s'opposer aux progrès du mal.

MM. Toulmouche et Gendron ont vu, dans les épidémies de dothientérie qu'ils ont décrites, les traitements les plus rationnels comme les plus empiriques avoir à peu près la même proportion de succès et de revers ; les évacuations sanguines n'entraver nullement le cours de la maladie, n'en pas abréger la durée, et chez quelques sujets sembler hâter la mort, tandis que chez d'autres, il arrivait une époque de prostration où l'on regrettait d'y avoir eu recours.

Dance, dans un travail qu'il a publié sur le traitement des fièvres graves, a dit qu'il a observé que la médication soit par les toniques, soit par les émissions sanguines, soit par les évacuants, ont été funestes, ou contraires, ou de nulle efficacité, ou bien n'ont eu que des succès passagers ; tandis que, par la médecine expectante, on a obtenu de beaux résultats.

M. Chomel est arrivé à ce résultat que, malgré les traitements les plus opposés qu'il a employés à l'Hôtel-Dieu et à la Charité, la mortalité était à peu près la même, c'est-à-dire de 1 sur 4 malades.

M. Andral, cherchant à apprécier quelle a été l'influence exercée par les divers traitements qu'il a mis en usage dans 134 cas de fièvres graves, a trouvé dans cette appréciation les difficultés les plus grandes. Pour tous, il peut citer des succès, et pour tous aussi des revers ; et quelles que soient les méthodes employées, il existe, dit-il, un certain nombre de cas, où sans que ces méthodes y prennent part, la nature conduit la maladie à une terminaison heureuse ou funeste.

Relativement à l'emploi des émissions sanguines, il a observé que le nombre des malades chez lesquels l'affection s'aggrava immédiatement après ce traitement, fut plus considérable que le nombre de ceux chez lesquels l'affection continua seulement à marcher comme avant que les malades eussent perdu du sang.

Expliquerons-nous tous les résultats que nous venons

d'énumérer, et qui ont été obtenus par des traitements les plus opposés, en disant que les affections typhoïdes ne sont pas également graves? En disant que ce qui est pour l'un la dothientérie, n'est pour l'autre qu'une entérite?

Quoi qu'il en soit, la conséquence que nous tirerons est que, dans l'état actuel de la science, aucune de ces médications n'est particulièrement, ni exclusivement applicable à l'affection typhoïde, et qu'un spécifique seul peut nous tirer de l'incertitude dans laquelle nous sommes, lorsque nous voulons apprécier les avantages de ces traitements divers. Jusqu'à cette découverte, la thérapeutique que chaque praticien mettra en usage, sera conforme à l'idée qu'il se fait sur le siége et la nature de ces maladies; de là, les traitements les plus variés, les plus opposés.

Mais, en attendant ce spécifique, quelle médication emploierons-nous? Comme cette maladie se présente à l'observateur sous des formes très-variées, et à des périodes différentes, je pense que le traitement de l'affection typhoïde doit être modifié en raison de ces différentes circonstances : c'est ainsi que les praticiens ont été conduits à mettre en usage soit les antiphlogistiques, les toniques, etc.

A ceux qui se récrieraient sur l'emploi des toniques dans une affection, où, le plus ordinairement, on trouve des ulcérations dans le canal intestinal, on peut répondre que, dans un certain nombre de cas, des malades qui présentaient un état à peu-près désespéré au moment où ils commençaient à prendre des toniques, revinrent à la santé, à mesure que l'on prodiguait le quinquina, le serpentaire de Virginie, le camphre, le vin, etc.; la langue s'humectait, dit M. Andral, la peau perdait sa chaleur brûlante et son aridité, l'intelligence recouvrait son intégrité, les mouvements convulsifs disparaissaient, les forces se rétablissaient.

L'observation et l'analogie sont aussi d'accord pour prouver que la crainte que l'on conçoit sur l'emploi des toniques n'a souvent aucun fondement, puisque les ulcérations qui, dans cette affection, se forment à la périphérie cutanée réclament l'usage des stimulants. En effet, le styrax, le quinquina en poudre, les chlorures, ne sont-ils pas employés en pareil cas ? Ne voit-on pas, le plus ordinairement, sous l'influence de ces moyens, les ulcérations se cicatriser assez rapidement ?

Mais, terminons ce travail déjà trop long, puisque mon intention n'a pas été de faire une monographie sur les différents sujets qui le composent; le désir de présenter quelques observations auxquelles je devais joindre tout naturellement des réflexions, a été mon unique but.

Cette matière est pleine d'intérêt, et présente un vaste champ à l'observateur, puisque les recherches de la doctrine dite *Physiologique*, qui ont, sans nul doute, jeté quelque lumière sur ce sujet, n'ont pas cependant résolu le problême; car, donnant trop d'importance aux lésions organiques, elle leur a tout rapporté, oubliant que le système nerveux et les liquides sont très-souvent le point de départ des affections générales que les anciens appelaient, avec raison, *fièvres*.

www.ingramcontent.com/pod-product-compliance
Ingram Content Group UK Ltd.
Pitfield, Milton Keynes, MK11 3LW, UK
UKHW020343220726
13923UKWH00004B/1551